AF310756

TRAITEMENT

DES HÉMORRHAGIES

CONSÉCUTIVES A LA DÉLIVRANCE

PAR LES

DIFFÉRENTES PREPARATONS D'ERGOT DE SEIGLE

EN INJECTION HYPODERMIQUE

EFFETS COMPARÉS DE L'EMPLOI DE CES PRÉPARATIONS
PAR L'ADMINISTRATION INTERNE ET PAR LA MÉTHODE HYPODERMIQUE

PAR

Xavier BREUILLARD,

Docteur en médecine de la Faculté de Paris.
Ancien élève des hôpitaux de Paris.

PARIS

A. PARENT IMPRIMEUR DE LA FACULTÉ DE MÉDECINE
29-31, RUE MONSIEUR-LE-PRINCE, 29-31.

1879

Te 126
197

TRAITEMENT

DES HÉMORRHAGIES

CONSÉCUTIVES A LA DÉLIVRANCE

PAR LES

DIFFÉRENTES PRÉPARATIONS D'ERGOT DE SEIGLE

EN INJECTION HYPODERMIQUE

EFFETS COMPARÉS DE L'EMPLOI DE CES PRÉPARATIONS
PAR L'ADMINISTRATION INTERNE ET PAR LA MÉTHODE HYPODERMIQUE

PAR

Xavier BREUILLARD,

Docteur en médecine de la Faculté de Paris,
Ancien élève des hôpitaux de Paris.

PARIS

A. PARENT IMPRIMEUR DE LA FACULTÉ DE MÉDECINE
29-31, RUE MONSIEUR-LE-PRINCE, 29-31.

1879

A LA MEMOIRE DE MA MÈRE

A MON PÈRE

A MES FRÈRES

A MES AMIS

A MON PRÉSIDENT DE THÈSE

M. PETER

Professeur de pathologie interne à la Faculté de médecine,
Membre de l'Académie de médecine,
Médecin à l'hôpital de la Pitié.
Chevalier de la Légion d'honneur

A MES MAITRES

M. GALLARD

Médecin à l'hôpital de la Pitié,
Officier de la Légion d'honneur.

M. Léon LABBÉ

Professeur agrégé de l'Ecole de médecine,
Chirurgien à l'hôpital Lariboisière,
Officier de la Légion d'honneur.

M. J. BERGERON

Médecin a l'hôpital Sainte-Eugénie,
Membre de l'Académie de médecine,
Officier de la Légion d'honneur.

TRAITEMENT

DES

HÉMORRHAGIES CONSÉCUTIVES A LA DÉLIVRANCE

PAR

LES DIFFÉRENTES PRÉPARATIONS D'ERGOT DE SEIGLE

EN INJECTION HYPODERMIQUE

EFFETS COMPOSÉS DE L'EMPLOI DE CES PRÉPARATIONS
PAR L'ADMINISTRATION INTERNE ET PAR LA MÉTHODE
HYPODERMIQUE

INTRODUCTION.

DIVISION DU SUJET.

Les hémorrhagies utérines, consécutives à la délivrance, qu'elles soient immédiates ou tardives, constituent un accident que le praticien doit s'efforcer de combattre le plus rapidement possible. En effet, lorsqu'elles surviennent immédiatement après la délivrance, elles sont presque toujours rapides et abondantes, d'où l'épithète de foudroyantes qu'on leur a donnée à juste titre.

Lorsqu'elles sont tardives, c'est-à-dire lorsqu'elles apparaissent plusieurs heures ou plusieurs jours après la délivrance, elles peuvent être, il est vrai, moins abondantes dans le même temps, mais en général elles sont plus ou moins persistantes et présentent, par conséquent, autant de gravité que les premières.

L'hémorrhagie est-elle foudroyante, en peu d'instants une femme pleine de vie se trouve à la dernière extrémité. Si la perte au contraire est modérée, mais persistante, la vie de la femme court encore un très-grand danger, mais ici l'accoucheur a beaucoup plus de temps devant lui pour agir ; dans le premier cas, au contraire, s'il n'intervient pas d'une façon rapide et sûre, la malade peut mourir en peu d'instants.

Les moyens classiques employés contre ces hémorrhagies si redoutées sont de deux sortes : les uns sont mécaniques, les autres médicamenteux.

Le traitement mécanique ou manuel auquel le praticien devra songer tout d'abord dans les hémorrhagies survenant immédiatement après la délivrance comprend plusieurs procédés. La manœuvre que l'on doit pratiquer en premier lieu consiste à introduire la main dans l'utérus pour le vider des débris placentaires ou des caillots qu'il contient et lui permettre ainsi de se rétracter. La contraction utérine est provoquée par l'irritation mécanique de la main. Cette contraction, malheureusement, n'est pas toujours d'une longue durée, et il arrive souvent que, la main retirée de la cavité utérine, l'inertie reparaît et avec elle l'hémorrhagie.

La compression de l'aorte ventrale sur un point supérieur à l'origine des artères utéro-ovariennes est aussi un très-bon moyen d'arrêter la perte utérine ; l'unique but de cette méthode inventée par Baudelocque est de retarder les accidents provenant de l'hémorrhagie elle-même, mais elle n'influence aucunement la fibre musculaire de l'utérus et si l'inertie de l'organe persiste, le sang s'échappera de nouveau dès que l'on cessera la compression. Le procédé du Dr Saussier, de Troyes a réussi dans beaucoup de cas ; il consiste à comprimer, à embrasser le corps de la matrice avec les mains à travers la paroi abdominale. Quant au tamponnement vaginal après la délivrance, préconisé par M. Bailly, nous ne pensons pas qu'il constitue une méthode véritablement rationnelle dans l'espèce.

Il est facile de voir que ces moyens mecaniques ne sont pas d'une efficacité absolue, en ce sens qu'ils ne produisent pas des effets constants et durables. Leur emploi peut être nécessaire pour donner le temps à l'accoucheur de recourir à des moyens plus sûrs; mais, en général, il n'est pas suffisant pour enlever toute inquiétude au médecin qui va quitter la malade, dont la vie vient d'être si gravement compromise.

Les agents médicamenteux destinés à continuer ou à compléter les effets du traitement mécaniques sont-ils préférables à ceux que nous venons de résumer brièvement? La plupart ont pu donner dans certains cas des résultats satisfaisants, mais ils ne sont pas tous exempts de danger pour la femme.

Le plus simple est l'emploi de l'eau froide que l'on laisse tomber d'une certaine hauteur sur le ventre de la femme ; c'est ce qu'on appelle la douche abdominale. Cette méthode expose la femme à une péritonite, on ne devra donc l'employer que lorsqu'on aura épuisé les autres moyens sans avoir obtenu l'arrêt définitif de l'hémorrhagie. Le citron écorcé ou l'éponge imbibée de vinaigre pur que l'on exprime sur la face interne de l'utérus exige l'introduction de la main dans la cavité de l'organe, et rien qu'à ce titre constituent un danger assez sérieux.

Il est reconnu aujourd'hui, par la majorité des accoucheurs, que les manœuvres obstétricales internes produisent du côté des organes génitaux des accidents redoutables. En conséquence, elles doivent être pratiquées le moins souvent possible. A ce sujet, on ne saurait trop méditer le rapport de M. Siredey sur la statistique des accouchements, rapport publié dans l'*Union médicale* du 13 février 1879. L'éminent médecin de l'hôpital Lariboisière, après avoir recherché les causes des décès qui ont eu lieu dans son service, s'exprime ainsi : « Un dernier point à mettre en lumière et sur lequel j'appelle toute l'attention de nos collègues chargés de services d'accouchements, c'est l'influence considérable que les opérations et les manœuvres obstétricales exercent sur la mortalité.

« Ainsi, à l'hôpital Lariboisière, cette catégorie me fournit à elle seule plus de la moitié des décès. Or, nous avons indiqué sommairement des lésions constatées à l'autopsie que l'on doit imputer à l'inexpérience ou à la maladresse de l'opérateur. Nous voyons dans ces faits malheureux un puissant argument à faire valoir auprès de l'administration pour confier les services des femmes en couche à des accoucheurs spéciaux. »

Les injections intra-utérines avec du perchlorure de fer dilué au quart, préconisées par Barnes (1) et qui ont eu ces temps derniers une si grande vogue chez nos voisins d'Outre-Manche, n'ont pas trouvé de partisans en France et à juste raison. Tout d'abord, il n'est pas encore prouvé que ces injections produisent les effets désirés avec plus de rapidité que les autres moyens ; de plus, il est reconnu qu'elles ont été la cause d'accidents sérieux, tels que la phlegmatia alba dolens, l'infection purulente et, en général, les affections utérines et péri-utérines.

Il n'en est pas de même des injections intra-utérines d'eau chaude ; cette méthode aurait, paraît-il, donné de bons résultats. Harrison l'a vue réussir d'une façon merveilleuse à la clinique du Dr Emmet, à l'hôpital des femmes de New-

(1) *Bulletin de Thérapeutique*, 1877. : Revue critique par M. le Dr Budin.

York. Windelbrand, accoucheur allemand, s'appuie sur une expérience de deux ans pour la recommander. Il est nécessaire, selon lui, que la température de l'eau injectée soit entre 38° ou 41° Réaumur. Evidemment cette méthode offre moins de danger que la précédente ; mais nous croyons que, dans certains cas d'hémorrhagies foudroyantes, on devra recourir à un procédé exigeant moins de temps et dont l'action sur la fibre musculaire de l'utérus ait une durée de plusieurs heures.

Quel est donc le médicament qui réalise ces conditions de sûreté et de rapidité ? Quel est donc l'agent qui influence la fibre utérine d'une façon élective ainsi que la tunique musculeuse des vaisseaux sanguins ? C'est l'ergot de seigle administré par la voie hypodermique.

La plupart des accoucheurs donnent l'ergot de seigle en poudre, soit pour prévenir, soit pour combattre les hémorrhagies post partum. Ici, c'est la muqueuse stomacale qui représente la surface d'absorption. Le but de notre travail inaugural est de rechercher si cette méthode qui a pu rendre, dans nombre de cas, de réels services, mais qui compte aussi des insuccès, ne présente pas des inconvénients que l'on pourrait éviter en procédant d'une autre manière. En effet, administré dans ces conditions, l'ergot de seigle peut ne pas agir pour les motifs suivants : il peut être altéré, il provoque des vomissements et, étant vomi, son action sur l'utérus est nulle ; enfin, en supposant que son absorption soit certaine, ses effets ne se produisent, dans la très-grande majorité des cas, qu'après quinze ou vingt minutes. Administré par la voie hypodermique, aucun de ces inconvénients n'existe, l'absorption est certaine et l'action se manifeste presque toujours au bout de cinq à dix minutes.

C'est ce que nous nous proposons de démontrer en examinant la question dans les principaux points suivants :

Breuillard.   2

Quels sont, en général, les effets de l'emploi du seigle ergoté sur l'hémorrhagie post partum liée à la délivrance ? Quelle influence exerce sur l'efficacité, la sûreté et la rapidité de l'action de l'ergot, le mode d'administration de cette substance ?

Quels sont, en particulier, les avantages de l'administration du médicament par la voie hypodermique sur les autres modes d'administration ?

Tels sont les points essentiels auxquels nous limiterons cette étude qui, même dans ce cadre, en apparence restreint embrasse des éléments d'une certaine étendue et, en tous cas, nous l'espérons, d'un véritable intérêt.

Notre travail comprendra donc :

Un premier chapitre dans lequel nous discuterons les diverses conditions d'absorption du médicament ;

Un second chapitre, qui sera un résumé historique de la pratique des injections sous-cutanées d'ergotine contre les hémorrhagies en Angleterre, en Allemagne et en France ;

Un troisième chapitre dans lequel nous exposerons les faits cliniques que nous avons pu rassembler :

Enfin nos conclusions.

Nous ne voulons pas terminer cette introduction sans adresser l'expression de notre vive gratitude à M. Laborde qui, ayant déjà fait des études sérieuses sur l'action du seigle ergoté, a pu nous donner de précieux renseignements à ce point de vue.

CHAPITRE PREMIER.

QUELQUES CONSIDÉRATIONS PHYSIOLOGIQUES PRÉLIMINAIRES.

Avant d'entrer dans le cœur de notre sujet, dans le détail et l'interprétation des faits cliniques que nous allons relater, et qui font la base de notre travail, il importe, il est même nécessaire de dire un mot des conditions diverses dans lesquelles se fait l'absorption médicamenteuse, selon le mode d'introduction de cette dernière dans l'organisme, et selon l'état dans lequel elle se trouve au moment de cette introduction.

Ce sont là, en effet, les deux principales conditions qui se présentent et dont il faut tenir compte dans la solution de tout problème thérapeutique de cette nature : 1° état de la substance médicamenteuse, c'est-à-dire forme de la préparation pharmaceutique ; 2° mode d'administration.

En thèse générale (c'est à peine si nous avons besoin de le rappeler), les préparations sous forme liquide ou de solution sont toujours plus favorables à une absorption facile et rapide ; si nous répétons cette vérité presque banale, qui est un axiome en thérapeutique pratique, c'est qu'elle a une importance toute particulière à propos du médicament dont nous nous occupons ici ; n'oublions pas, en effet, que l'ergot de seigle a surtout été employé en nature sous forme pulvérulente, et nous verrons bientôt combien cette condition a dû influer, et a influé en réalité, sur les effets tant physiologiques que thérapeutiques de l'agent médicamenteux.

Les tentatives qui caractérisent les recherches modernes

relativement à des préparations capables de réaliser la forme liquide dont nous parlions plus haut, et pouvant être substituées à la substance brute, ont évidemment pour but d'éviter les inconvénients qui résultent de celle-ci. Il n'est peut-être pas dans la matière médicale d'exemple plus démonstratif à ce sujet que celui de l'ergot de seigle. Nous allons voir, en effet, en envisageant le côté physiologique de la question, combien cette substitution de préparations facilement absorbables et suffisamment actives sous un petit volume, à une poudre plus ou moins inerte, sujette à des altérations rapides, combien, dis-je, cette substitution était nécessaire, non-seulement pour assurer l'action médicamenteuse, mais encore pour provoquer plus rapidement et plus efficacement cette action, à l'aide d'une méthode particulière d'administration du médicament luimême.

S'il est vrai, d'une façon générale (et la chose n'est pas douteuse d'après des expériences physiologiques parfaitement claires), s'il est vrai que les substances offertes à l'absorption par la voie stomacale pénètrent dans le sang bien moins rapidement et bien moins sûrement que lorsqu'elles sont introduites sous la peau par la méthode de l'injection hypodermique, cela est bien plus vrai encore lorsqu'il s'agit d'une substance médicamenteuse sous forme solide, n'ayant pas subi préalablement et ne pouvant subir par sa nature aucune modification capable de la réduire à l'état de dissolution ou même de dilution : tel est le cas de la poudre d'ergot de seigle.

Introduite en cet état dans l'estomac, elle doit nécessairement, comme toutes les poudres plus ou moins inertes, exercer sur la muqueuse gastro-intestinale une action irritante avant d'être mise en état d'absorption efficace de son ou de ses principes actifs. A part ce premier inconvé-

nient qui, d'ailleurs, se traduit d'habitude par des phénomènes locaux plus ou moins douloureux, il y en a un autre
dont les cliniciens ne se préoccupent peut-être pas suffisamment à propos des médicaments employés à l'instar de
la poudre d'ergot : c'est que pour peu que ces substances
contiennent un principe plus ou moins toxique (et, c'est
ainsi que nous le montrerons bientôt, le cas particulier de
l'ergot de seigle), le séjour nécessairement prolongé dans
l'estomac met l'organe en quelque sorte aux prises avec ce
principe, et il en résulte des accidents dont le moindre est
d'amener par le vomissement l'expulsion, en tout ou en partie, de la substance médicamenteuse ingérée ; de telle sorte
que seule son influence toxique se trouve mise en jeu sans
que son action thérapeutique puisse se manifester. Nombre
d'observations cliniques sont là pour témoigner qu'il en est
très-souvent, ainsi à la suite de l'administration de la poudre d'ergot.

La physiologie et la clinique se réunissent donc pour
montrer qu'en principe le mode de préparation et par suite
le mode d'administration de l'ergot de seigle devaient être
modifiés pour obtenir, de l'action de cette substance, les
effets qu'il est véritablement permis d'en attendre dans la
pratique. L'expérimentation est venue confirmer de la façon
la plus nette ces présomptions.

La méthode hypodermique à l'aide de préparations ap-
propriées, appliquée à l'administration de l'ergot, a donné
tant sur le terrain expérimental que sur le terrain clinique
des résultats qui confèrent à cette méthode une supériorit
désormais incontestable.

Voyons d'abord les résultats de l'expérimentation qu'il
nous suffira de résumer très-sommairement. Nous exami-
nerons ensuite les applications qu'il est permis de faire de
ces données physiologiques aux cas pathologiques parti-

culiers que nous avons ici en vue, c'est-à-dire les cas d'hémorrhagies après l'accouchement liées à la délivrance.

Holmes, de Philadelphie, est le premier qui ait fait, en pratiquant la méthode des injections sous-cutanées, des expériences précises dans le but de rechercher l'action de l'ergot de seigle ; les résultats de ses recherches, qui remontent à 1869, peuvent se résumer ainsi qu'il suit :

1° L'ergot de seigle, et sa principale préparation, l'extrait aqueux, font contracter les petits vaisseaux à tunique musculaire ;

2° La contraction des petites artères fait augmenter la pression artérielle dans les gros troncs ;

3° Cette action paraît se manifester même après la section des nerfs vaso-moteurs.

Les expériences de Holmes étaient faites sur la membrane interdigitale, la muqueuse et le mésentère des grenouilles.

L'an dernier MM. Laborde et Péton ont fait une série d'expériences très-intéressantes, dans le but de préciser l'action de l'ergot de seigle ; ils ont opéré sur des organismes beaucoup plus élevés dans l'échelle animale que les grenouilles (cobayes, lapins, chiens). Les résultats de ces expériences sont des plus nets, les voici sommairement :

L'ergot de seigle a une action élective sur la fibre musculaire lisse à quelque organe qu'elle appartienne (tunique musculeuse des vaisseaux sanguins, fibres lisses de l'utérus, de la vessie, de l'intestin). De plus, cette action est indépendante du système nerveux et se manifeste d'autant plus rapidement que l'injection hypodermique de la préparation d'ergot est faite « in situ », c'est à dire dans le voisinage de la région où l'on se propose d'étudier les effets de la substance médicamenteuse.

Ces derniers résultats, l'action localisatrice surtout, donnent un appui sérieux à l'emploi de la méthode hypodermique contre les hémorrhagies consécutives à la délivrance, qui, vu leur gravité, doivent être arrêtées le plus rapidement possible.

Nous allons voir dans un instant que les effets obtenus en thérapeutique non-seulement contre les hémorrhagies en général, mais contre celles qui rentrent dans notre sujet, ne font que corroborer l'expérimentation physiologique.

CHAPITRE II.

COUP D'ŒUIL HISTORIQUE.

Le professeur Hirschfeld, d'Edimbourg, est un des premiers qui ait employé l'ergot de seigle en injections sous-cutanées contre l'hémorrhagie en général. Les résultats qu'il a obtenus ont été publiés en février 1870 dans le *British medical Journal*. Les voici en résumé :

« Dans un cas de phthisie récemment confié à mes soins, lorsque l'hémorrhagie survint, j'injectai sous la peau du bras 15 gouttes d'une solution d'ergotine. L'hémorrhagie s'arrêta.

Environ quinze jours après, la malade fut prise d'une nouvelle attaque d'hémorrhagie fort grave cette fois. Je répétai l'injection d'ergotine avec le même succès; mais deux heures après l'hémorrhagie revint, et je dus recourir au même moyen, cette fois avec pleine réussite. »

Le Dr Hischfeld décrit aussi le cas d'un ouvrier mineur atteint de fréquents saignements de nez; traité par les in-

jections d'ergotine faites dans la peau du bras ; l'hémorrhagie, à deux reprises différentes, fût arrêtée en moins de
cinq minutes.

La même année, le *Britsh medical Journal* publiait une
intéressante observation due au Dr Jamieson : il s'agit d'un
malade âgé de 41 ans atteint d'hémoptysie.

A la première injection, arrêt de l'hémorrhagie. Le malade, au bout de trois jours, a une seconde hémoptysie ; on
a recours à l'injection d'ergotine qui l'arrête de nouveau.
Enfin, six mois après, nouveau crachement de sang très-
abondant ; une seule injection en fit encore justice.

En 1872, Hildebrandt, professeur à Kœnigsberg, essaya
les injections hypodermiques d'ergotine contre les tumeurs
fibreuses de l'utérus. Dans le principe, toutefois, il n'avait
eu recours à ce moyen que pour combattre les hémorrhagies amenées par une tumeur de ce genre. Non-seulement
les hémorrhagies furent arrêtées, mais la tumeur diminua
graduellement de volume, et finit par disparaître au bout
d'environ quinze semaines.

En 1875, M. Terrier, chirurgien à la Salpêtrière, répéta
les essais d'Hildebrandt ; la malade qu'il traitait avait des
métrorrhagies continuelles entretenues par une tumeur
fibreuse ; le succès, au point de vue de l'hémorrhagie, sans
être rapide, fut complet.

Depuis cette époque, les injections sous-cutanées d'extrait d'ergot sont entrées réellement dans la pratique fran-
çaise. L'expérimentation clinique fut faite dans plusieurs
hôpitaux de Paris, notamment dans les services de
MM. Moutard-Martin, Bucquoy, Gueneau de Mussy, Du-
jardin Baumetz.

M. Constantin Paul, médecin à l'hôpital Saint-Antoine,
communiqua à la Société de thérapeutique le résultat des
essais faits dans son service : quatorze métrorrhagies abon-

dantes furent combattues avec un succès remarquable par les injections sous-cutanées d'extrait d'ergot. A cette époque une malade accoucha dans une salle voisine de son service. Après l'accouchement qui fut simple, le placenta fut assez long à se décoller, puis quand la délivrance fut faite, une hémorrhagie épouvantable survint. On proposa à l'interne de se servir de la solution d'ergotine qu'employait M. C. Paul et qui est celle de M. Moutard-Martin, il en fit une injection sous-cutanée à la partie antérieure de la cuisse, et presque immédiatement la métrorrhagie fut arrêtée et de toute la journée la malade ne perdit plus de sang.

Enfin M. Peton dans le chapitre de sa thèse qui concerne l'expérimentation clinique, a pu rassembler une série d'observations qui démontrent clairement l'action merveilleuse de l'extrait d'argot administré par la voie hypodermique. Les hémorrhagies qui ont été arrêtées par cette méthode sont : 1° les hémorrhagies du tube digestif ; 2° les hémoptysies ; 3° les épistaxis ; 4° les métrorhagies en dehors de l'état puerpéral.

Seules, les hémorrhagies post-partum, en France du moins, n'avaient pas encore eu la faveur de cette méthode. Il était nécessaire qu'on eût quelques données sur ce point si important de la thérapeutique obstétricale ; nous ne prétendons pas que les quelques faits exposés plus loin doivent entraîner une conviction absolue dans l'esprit de nos juges ; nous croyons toutefois qu'ils sont assez démonstratifs pour provoquer de nouveaux essais dans la même voie.

Nous remercions vivement les honorables maîtres qui ont bien voulu permettre qu'on fît un essai dans leur service, et en particulier M. le professeur Peter et M. Lucas-Championnière, chirurgien à la maternité de l'hôpital Cochin.

CHAPITRE III.

OBSERVATIONS CLINIQUES.

Il était nécessaire d'expérimenter les différentes préparations d'ergot les plus usitées en France afin de savoir
quelle était celle qui, à une activité suffisante, joignait la
propriété d'être inaltérable pendant un certain temps.
Malheureusement les observations que nous avons recueil-
lies sont trop peu nombreuses pour qu'il soit permis de
trancher la question sans hésitation ; nous nous contente-
rons donc, à la fin de ce travail, d'indiquer nos préfé-
rences.

A ce point de vue nous avons classé en trois séries les
observations qu'on va lire : la première série comprend les
cas dans lesquels on a fait usage de la préparation de
M. Yvon ; dans la seconde nous avons réuni ceux dans
lesquels on a employé en solution l'extrait aqueux de
M. Bonjean ; enfin les trois dernières observations qui mon-
trent les effets de l'ergotinine cristallisée de M. Tanret,
forment la troisième série.

1re Série. — *Emploi de l'extrait d'ergot de M. Yvon.*

Il est reconnu aujourd'hui que les matières albuminoïdes
et huileuses, ni les matières gommeuses et minérales qui
entrent dans la composition de l'ergot de seigle, ne ren-
ferment son ou ses principes actifs. Eliminer ces matières
inutiles et obtenir avec le reste une préparation transparente et pouvant se prêter aux injections hypodermiques,
tel a été le but de M. Yvon. Le passage suivant, extrait

d'une note qu'il a présentée à la Société de thérapeutique, indique la marche à suivre pour arriver à ce but :

« On commence par pulvériser grossièrement le seigle ergoté, et par le priver de son huile fixe au moyen du sulfure de carbone ; on fait ensuite sécher à l'air libre et à l'abri de la lumière jusqu'à disparition totale de l'odeur du dissolvant ; on introduit cette poudre dans un appareil à déplacement et on l'épuise à froid par l'eau distillée renfermant 4 millièmes d'acide tartrique. On chauffe ce liquide de façon à coaguler les matières albuminoïdes et on le réduit au bain-marie, au tiers de son volume environ ; on laisse refroidir et on filtre, on met alors digérer avec un léger excès de carbonate de chaux précipité, de façon à saturer l'excès d'acide tartrique, on évapore en consistance sirupeuse et l'on précipite par l'alcool à 90. On filtre et on dé colore au moyen du noir animal lavé. On évapore de façon à chasser entièrement l'alcool, on reprend par l'eau distillée, on filtre de nouveau, on fait dissoudre dans le liquide 15 centigrammes d'acide salycilique par 100 grammes de seigle, on complète avec de l'eau distillée renfermant un quart de son poids d'eau de laurier-cerise, de façon à obtenir un liquide de poids égal à celui du seigle employé ; on laisse déposer plusieurs jours dans un endroit frais et tranquille, on décante et l'on répartit la liqueur dans de petits flacons. »

Le liquide ainsi obtenu est limpide, transparent et d'une couleur semblable à celle de l'eau-de-vie de Cognac. M. Laborde en a conservé pendant plus d'un an en vidange sans que sa limpidité et son activité aient diminué sensiblement.

Ajoutons que M. Yvon a retiré des résidus de la préparation un acide qui, d'après des expériences inédites de M. Laborde, paraît être le principe toxique de l'ergot de seigle.

La solution de M. Yvon a déjà rendu de grands services

en thérapeutique. M. Tarnier (1) l'a employée avec succès contre les métrorrhagies entretenues par des tumeurs fibreuses ; le Dr Charrier (2) l'a vue réussir contre la même affection et dans les ménorrhagies. La thèse de M. Peton renferme quelques observations où elle a été d'une efficacité incontestable.

Les observations suivantes sont aussi très-probantes à cet égard :

OBSERVATION I.

(Due à l'obligeance de M. le Dr Caradec fils, de Brest.)

Mme X..., 20 ans, primipare. Appelé au huitième mois je constate que la grossesse se passe sans accidents sauf un mouvement diarrhéique que ni le régime ni les opiacés n'ont pu arrêter. L'examen de la poitrine me révèle une phthisie au premier degré.

Le 20 février appelé auprès de Mme X... Douleurs vives mais séparées par un certain espace de temps. Col dilaté environ comme une pièce de cinq francs. Présentation du sommet en occipito-iliaque gauche antérieure, intégrité absolue des membranes. Comptant encore sur cinq heures environ de travail, je m'absente pendant deux heures. Quand je reviens vers onze heures, je trouve les membranes rompues, la dilatation complétée, les douleurs conquassantes. Tête à la vulve comprimant avec violence le périnée et menaçant de le faire éclater. Je le soutiens le mieux possible de la main gauche pendant que, suivant le précepte de mon éminent maître le Dr Depaul, je retarde et je gradue le mieux possible l'évolution de sortie de la tête.

Grâce à ces précautions j'évite la rupture du périnée.

L'enfant naît fort et vivace.

Je m'occupe de la délivrance. A ce moment commence une hémorrhagie s'exprimant par un filet de sang qui grossit peu à peu. La matrice fatiguée des contractions énergiques qu'elle a eues à subir pendant le premier temps de l'accouchement ne revient pas

(1) Communication orale.
(2) Communication orale.

sur elle-même. Je la malaxe et je la pétris suivant le précepte des Allemands et de Schrœder en particulier pour en exprimer l'arrière-faix. Mes efforts sont inutiles. Le placenta ne se détache pas. Après une heure ainsi passée dans l'attente et dans l'emploi des divers moyens palliatifs, je crois devoir intervenir en face de l'hémorrhagie persistante. J'introduis donc la main droite dans le col largement ouvert et je détache les dernières adhérences du placenta qui résiste peu.

J'enlève ensuite successivement tous les caillots et tous les débris de membranes pour éviter une résorption putride.

J'ai soin en même temps de mettre la main gauche sur l'abdomen de la malade : 1° pour empêcher la matrice de suivre brusquement le placenta ; 2° pour avoir l'aorte à ma portée au cas où un flot brusque de sang reviendrait à jaillir.

Je fais prendre immédiatement à la malade 1 gramme de poudre d'ergot de seigle en quatre paquets à huit minutes d'intervalle. Je fais rafraîchir l'air de la chambre. J'établis des compresses froides autour de la vulve et mets le bassin en bonne situation. Malgré ces moyens rationnels l'utérus ne revient que très-lentement sur lui-même. Entre temps la malade est prise de lipothymie ; pouls petit, nausées, sueurs froides, vomissements. La poudre d'ergot de seigle ayant été rejetée, j'injecte 1 gramme de la solution d'ergot d'Yvan.

Les effets de cette injection hypodermique furent très-remarquables et presque instantanés. L'utérus revient rapidement bien au-dessous de l'ombilic, et l'hémorrhagie s'arrêta complétement. Dans la suite la malade se rétablit parfaitement.

Réflexions de l'auteur. — Il y a peut-être deux remarques principales à faire au sujet de cette observation :

1° Elle prouve que nous avons dans la solution d'ergotine un moyen merveilleux pour arrêter les hémorrhagies de la délivrance. J'ajouterai en passant qu'il est un second agent véritablement héroïque et à la portée de tous les praticiens, c'est le courant induit (Caradex).

2° Le conseil des Allemands de pétrir et d'exprimer la matrice comme une éponge m'a donné de mauvais résultats dans ce cas. Je n'ai employé ce procédé qu'une demi heure après le début de la délivrance, toutefois je crois, en agaçant et en torturant ainsi l'utérus, en avoir retardé la rétraction.

Cette observation est intésessante à un double point de vue : 1° elle montre les inconvénients de l'administration de la poudre d'ergot de seigle qui a été rejetée par le vomissement ; 2° qu'il ne faut pas avoir une grande confiance dans les moyens mécaniques et qu'il peut être utile de recourir à l'injection hypodermique d'ergot avant de chercher à produire la contraction utérine par l'irritation mécanique.

OBSERVATION II (Personnelle).

(Hôpital de la Pitié, service de M. Peter.)

La nommée Pauline El., âgée de 32 ans, primipare. Entre dans le service de M. Peter, à la salle Notre-Dame, lit n° 6, le 1er avril 1879.

Rachitisme très-prononcé, gibbosité en arrière au niveau de la région dorsale, taille extrêmement petite ne dépassant pas 1 mètre et quelques centimètres. N'a pas consulté de médecin durant tout ce temps de sa grossesse sous prétexte qu'elle ne souffrait pas.

Le bassin est déformé ; le détroit supérieur ne paraît pas excessivement étroit ; mais les parois osseuses de l'excavation pelvienne sont très-aplaties ; l'arcade pubienne est légèrement étalée ; les deux branches ischio-pubiennes sont rapprochées do la sorte que le détroit inférieur est notablement rétréci et a la forme conique ; la tête est mobile au détroit et change de position à chaque instant. Le ventre forme une gibbosité (ventre de polichinelle) tellement accentuée que même dans le décubitus dorsal l'utérus est extrêmement antifléchi ; il en résulte que les contractions abdominales deviennent à peu près infructueuses. La vulve est étroite (1).

(1) Ces constatations ont été faites avec beaucoup de précision par M. Maurice Letulle, interne du service.

Les douleurs ont commencé le 1er avril à minuit ; le lendemain, au moment de la visite, la dilatation du col est complète, la poche des eaux est intacte et très-saillante. Au toucher on sent la tête très-petite et les sutures chevauchant les unes sur les autres.

Après trois quarts d'heure environ d'attente, les membranes se rompent et on applique le forceps Tarnier à 11 heures et demie ; l'extraction du fœtus est facile, mais produit une déchirure du périnée ; la muqueuse anale n'est pas déchirée.

Incision libératrice sur la vulve. La délivrance s'effectue sans aucun accident. Enfant du sexe masculin pesant 2120.

A deux heures de l'après-midi, une hémorrhagie assez abondante se déclare. La sœur du service fait immédiatement dans les parois abdominales une injection sous-cutanée représentant 1 gramme de la solution Yvon, et enlève les linges tachées de sang placées sous le siége de la malade, afin de mieux juger les effets de l'injection. Trois minutes sont à peine écoulées que l'hémorrhagie est arrêtée et l'on sent au palper abdominal l'utérus parfaitement revenu sur lui-même. La malade après l'injection n'a eu ni nausées ni vomissement.

Observation III (Personnelle).

(Hôpital de la Pitié, service de M. le professeur Peter.)

Joséphine P..., âgée de 26 ans, n'a jamais été sérieusement malade, quoique d'une constitution faible. Il y a deux ans et demi elle a accouché d'un garçon sans aucun accident ; les suites de couches ont été normales.

Elle entre à l'hôpital le 1er avril à 4 heures du soir éprouvant les douleurs de l'enfantement depuis le matin à 9 heures. L'examen du bassin fait par M. Letulle, interne du service, montre que le diamètre antéro-postérieur du détroit inférieur n'a que 8 centimètres et demi.

Elle accouche normalement à terme à 4 heures du soir d'un garçon pesant 3,220 grammes. La délivrance naturelle a lieu un quart d'heure après.

A cinq heures trois quarts on s'aperçoit que la malade perd du sang en assez grande quantité. L'utérus est mou, flasque et occupe presque toute la cavité abdominale.

Injection immédiate de 1 grammc de la solution Yvon ; les alèzes placées sous la malade sont enlevées ; après cinq minutes on constate que l'hémorrhagie est arrêtée et que l'utérus se contracte sous la main.

Il n'y a eu ni nausées, ni vomissement.

On le voit, dans les deux observations qui précèdent on n'a eu recours à aucun des moyens mécaniques ; seule, l'injection hyprodermique d'extrait d'ergot a été employée et a donné en peu de temps un succès complet.

OBSERVATION IV (Personnelle).

(Hôpital de la Pitié, service de M. le professeur Peter.)

Augustine Buq..., âgée de 37 ans, n'a jamais été malade. A l'âge de 34 ans elle a fait une fausse couche à 3 mois et demi. Entrée à l'hôpital le 31 mars, étant en travail depuis trois heures. Bonne conformation du bassin.

Accouche le 31 mars à midi d'un enfant du sexe masculin pesant 2,850 grammes, un quart d'heure après la délivrance a lieu sans aucun accident.

A trois heures on s'aperçoit tout à coup que la malade devient pâle, livide et est sur le point de tomber en syncope ; cependant elle ne perd qu'une petite quantité de sang à l'extérieur ; mais au palper abdominal on remarque que l'utérus a notablement augmenté de volume, qu'il remonte au-dessus de l'ombilic.

L'hémorrhagie est surtout interne ; après avoir comprimé l'utérus à travers les parois abdominales, ce qui fait sortir une certaine quantité de caillots, la sœur du service fait une injection sous-cutanée de l'extrait d'ergot Yvon. Trois à quatre minutes après, l'hémorrhagie s'arrête ; l'utérus en se contractant chasse un peu de sang noirâtre, mais pas de caillots.

Dans la nuit suivante, expulsion d'un grande quantité de caillots. Pas de nausées et pas de vomissement après l'injection. La malade se rétablit très-vite grâce à l'administration de la potion de Todd.

2 avril. Les forces sont revenues ; la malade demande à manger.

On fait une nouvelle injection de 1 gramme de la solution Yvon pour arrêter un très-léger suintement sanguin.

Dans le cas actuel comme dans les deux précédents, immédiatement après l'injection hypodermique, on avait enlevé les linges tachés de sang ; et les remplaçant par d'autres, on s'était placé dans des conditions très-favorables pour apprécier le temps qui s'écoulait entre l'injection et l'arrêt de l'hémorrhagie.

Cette observation prouve qu'il n'est pas toujours nécessaire d'introduire la main dans l'utérus pour en retirer les caillots, l'expression utérine suffit à en chasser une partie, e reste a été expulsé plus tard et la malade n'en a ressentie aucun inconvénient.

OBSERVATION V (Personnelle).

(Hôpital de la Pitié, service de M. Peter.)

Louise Coudart, âgée de 22 ans, secondipare, entre à l'hôpital de la Pitié, service de M. Peter, le 4 avril à 6 heures du matin, éprouvant les douleurs de l'enfantement depuis minuit.

N'a jamais fait de maladie sérieuse ; son premier accouchement qui s'est effectué normalement, date de trois ans.

Il n'y a eu aucun accident consécutif.

Les membranes se rompent quelques minutes avant l'accouchement qui se termine naturellement à 7 heures du matin.

Enfant du sexe féminin pesant 3,150 grammes.

A huit heures du matin, le même jour, la malade est prise d'une hémorrhagie considérable ; une grande faiblesse en résulte ; elle a un très-grand frisson, des éblouissements, une tendance continuelle à la syncope. L'utérus est mou, flasque, et ne se contracte pas sous la main lorsqu'on le frictionne à l'extérieur. Immédiatement après l'accident, la sœur du service est prévenue et fait une injection hypodermique de 1 gramme de la solution Yvon dans la peau de l'abdomen à droite. Trois minutes après (montre en main l'hémorrhagie est arrêtée; l'utérus est dur, revenu sur lui-même.

Au moment où nous prenons l'observation de cette malade, une heure après l'injection hypodermique, la malade après la potion de Todd, se trouve dans un état aussi satisfaisant que possible. La faiblesse est encore très-grande, il y a encore quelques petits frissons ; mais la malade répond sans fatigue aux questions qu'on lui pose, le regard est net. Pouls, 72 ; température utérine, 38°. Il n'y a eu ni nausées ni vomissement après l'injection.

L'analyse des urines ne révèle rien d'anormal.

Dans les quatre observations précédentes nous avons pu examiner les malades quelques jours après l'injection ; nous avons constaté qu'il n'y avait, au point où la piqûre avait été faite, ni abcès, ni induration. Il existait cependant une légère douleur qui augmentait par la pression, mais qui a bien vite disparu.

2ᵐᵉ SÉRIE. — EXTRAIT AQUEUX DE M. BONJEAN.

L'extrait aqueux de M. Bonjean se prépare de la façon suivante : le seigle ergoté grossièrement pulvérisé est épuisé par déplacement au moyen de l'eau froide. On évapore au bain-marie en consistance de sirop clair, puis on filtre pour séparer les matières albuminoïdes coagulées. On concentre encore et on précipite par un grand excès d'alcool à 80° toutes les matières gommeuses ; on filtre de nouveau et on évapore en consistance d'extrait mou ; c'est à cet extrait que M. Bonjean a donné le nom d'ergotine, ce n'est point une espèce chimique définie, mais il renferme le principe actif de l'ergot (1). 500 parties d'ergot de seigle fournissent 70 à 80 parties d'ergotine.

(1) Yvon. Loc. cit.

Cet extrait pris en potion est très-souvent infidèle et moins actif que l'ergot de seigle en nature ; administré par la voie hypodermique il est d'une efficacité réelle contre les hémorrhagies. Pour arriver à ce but il faut le dissoudre dans une certaine quantité de véhicule de telle façon que la solution ne soit pas trop visqueuse et puisse se conserver assez longtemps sans perdre aucune de ses propriétés. Voilà pourquoi dans les différentes solutions en usage on a associé l'eau à la glycérine.

La solution qui a été le plus employée est, paraît-il, celle de M. Moutard–Martin. Elle est ainsi composée :

> Extrait d'ergot. . . . 2 grammes
> Eau distillée. 16   —
> Glycérine 15   —

Voici ce qu'en pense M. Constantin Paul (1) : « La solution que j'ai adoptée est celle de M. Moutard-Martin. Cette solution a la couleur brunâtre d'un extrait ; elle n'est pas transparente, pas trop visqueuse et surtout paraît bien se conserver. » Ensuite, M. C. Paul fait justement remarquer combien l'extrait d'ergot injecté sous la peau est supérieur en énergie à la poudre d'ergot ingérée par l'estomac. En effet il a suffi souvent de 0,066 milligr. de cet extrait (soit 1 gr. de la solution) pour donner le même résultat qu'on n'obtenait qu'avec 1 gr. d'ergot en poudre. Il suppose que cette dernière altérée par les sucs digestifs perd une partie de ses propriétés quand on l'administre par l'estomac.

(1) Bulletin général de thérapeutique, avril 1877.

Observation VI.

(Due à l'obligeance de Mlle Moreau, interne sage-femme
à la Maternité de Cochin.)

La nommée Marie Têtu, âgée de 24 ans, primipare, d'une bonne
constitution, a été réglée pour la première fois à l'âge de 14 ans
et régulièrement tous les mois pendant six jours. Durant sa grossesse, elle a eu souvent des maux de tête violents et des épistaxis
assez fréquentes. Elle entre à l'hôpital Cochin le 2 mars 1878; dès
son arrivée elle est prise de douleurs et accouche le même jour à
sept heures du soir. Pendant la période d'expulsion et après la délivrance, il survient une hémorrhagie considérable que l'on tente
d'arrêter par les moyens ordinaires : frictions sur le ventre,
expression utérine, compresses d'eau froide et 1 gramme de
poudre de seigle ergoté. Voyant que l'hémorrhagie ne s'arrête
pas, la sage-femme de garde administre successivement et d'heure
en heure 3 grammes de poudre d'ergot, à la dose de 1 gramme
chaque fois, ce qui ne donne aucun résultat satisfaisant. On appelle alors l'interne de garde qui fait immédiatement une injection
sous-cutanée de 50 centigr. de la solution aux 2/30 d'ergotine. Dix
minutes après, tout écoulement de sang a cessé ; le lendemain et
les jours suivants, l'hémorrhagie ne se renouvelle pas et la malade
peut quitter l'hôpital le 11 mars suivant complétement rétablie.

Cette observation n'est pas très-probante, nous l'a-
vouons, en faveur de l'injection sous-cutanée d'extrait
d'ergot; l'hémorrhagie pouvait être en partie dominée par
les autres moyens employés tout d'abord ; mais ce qu'elle
montre d'une façon indiscutable, c'est l'inefficacité ou tout
au moins la lenteur extrême de l'action de la poudre d'ergot, et le peu de confiance qu'elle doit inspirer dans ces cas
redoutables.

OBSERVATION VII.

(Due à l'obligeance de M. Despiaux, externe des hôpitaux.)

Caroline C..., de Château-Gonthier (Mayenne), âgée de 28 ans, primipare, accouche à terme d'un enfant bien constitué ; pas d'hémorrhagie immédiate après la délivrance. Bien que son médecin lui ait défendu expressément de se lever, la malade se lève le surlendemain de son accouchement, et elle est prise d'une hémorrhagie considérable. Au palper abdominal, on trouve l'utérus encore très-développé et ne se contractant pas sous la main. On ordonne à la malade une potion contenant 2 grammes d'ergotine Bonjean et 30 grammes de rhum. Au bout d'une demi-heure, aucun résultat n'est produit. La malade est extrêmement pâle, les lèvres et les conjonctives sont décolorées, le pouls est petit, dépressible, il y a tendance à la syncope. On injecte alors dans les parois de l'abdomen 1 gramme de la solution d'ergotine Bonjean, à 2 grammes pour 15 grammes de glycérine et 15 grammes d'eau. Au bout de dix minutes, l'hémorrhagie est absolument arrêtée ; l'utérus se contracte ; il offre au palper la forme d'une boule dure. L'hémorrhagie ne s'est pas renouvelée, et la malade s'est très-bien rétablie.

OBSERVATION VIII (Personnelle.)

(Service de M. Lucas-Championnière).

Mélanie E..., célibataire, âgée de 25 ans, est d'une bonne constitution. Elle a été réglée pour la première fois à l'âge de 14 ans. Le bassin présente une conformation normale ; la menstruation est régulière tous les mois pendant trois ou quatre jours. Deux accouchements antérieurs, spontanés, un garçon et une fille, avec présentation du sommet. L'époque présumée de la grossesse actuelle remonte à neuf mois. Aucun accident à signaler pendant la durée de la grossesse.

Les premières douleurs apparaissent le 9 février, à sept heures du matin. Les membranes se rompent à dix heures et demie ; l'enfant se présente par le sommet ; l'accouchement s'achève le même jour à onze heures quarante du matin ; le travail a duré quatre heures quarante. La délivrance a lieu un quart d'heure plus tard ; à ce moment, la femme perd environ 2 à 300 grammes de sang.

Le 14 février, dans l'après-midi, hémorrhagie abondante ; administration de 50 centigrammes de poudre d'ergot ; l'hémorrhagie continue.

Le 15, la sage-femme de garde donne une nouvelle dose de 50 centigrammes d'ergot en poudre. Aucun résultat.

La malade continue à perdre du sang jusqu'au 16 février ; à dix heures du matin. M. Lucas-Championnière fait une injection d'ergotine (1 gramme de la solution Moutard-Martin aux 2/30) équivalant à 7 centigrammes d'ergotine.

Cinq minutes après, l'hémorrhagie s'arrête et ne se renouvelle pas les jours suivants. La malade quitte l'hôpital complétement rétablie le 22 février.

Cette hémorrhagie tardive est encore une preuve de l'inefficacité de l'ergot de seigle en poudre. Et cependant il était fraîchement pulvérisé, et présentait toutes les chances d'être absorbé puisqu'il n'a pas été vomi. A quoi devons-nous attribuer cette nullité d'action, si ce n'est à l'estomac dont la faculté d'absorption est si variable suivant les individus.

OBSERVATION IX (Personnelle.)

(Service de M. Lucas-Championnière.)

Louise M.... âgée de 20 ans, journalière, enceinte pour la seconde fois, entre à la Maternité de Cochin, le 19 février, à une heure de l'après midi, étant en travail depuis le matin à sept heures. A une heure et demie, les membranes se rompent ; à trois heures moins le quart, la malade accouche sans aucun accident d'un enfant qui se présente par le sommet en position occipito-iliaque droite postérieure. Quelques frictions sur le ventre facilitent la délivrance qui ne présente rien d'anormal.

Le lendemain 20 février, état général satisfaisant.

Au bout de sept jours, voyant qu'elle allait de mieux en mieux, la malade demande à se lever pendant une heure, ce qui lui fut accordé. En traversant la salle pour aller s'asseoir dans le fauteuil, Louise M... s'aperçoit tout à coup qu'elle perd du sang en abondance ; non-seulement sa chemise et ses bas en sont remplis, mais le sang se répand sur le parquet. La malade regagne immédiatement son lit ; une grande faiblesse s'empare d'elle ; elle se sent défaillir à chaque instant et est prise d'un grand frisson. On appelle alors l'interne de garde qui fait deux injections d'ergotine dans les parois abdominales avec une seringue contenant 50 centigrammes de la solution Moutard-Martin. En quelques minutes l'hémorrhagie s'arrête.

La nuit du 26 au 27 et la journée du 27 février se passent sans aucun incident ; mais le soir du 27 la malade recommence à perdre ; nouvelle injection de 1 gramme de solution d'ergotine à neuf heures du soir. L'hémorrhagie s'arrête, mais la malade s'étant endormie presque immédiatement après l'injection, ne peut indiquer le moment précis où elle a cessé de perdre.

Depuis le 28 février, la malade n'a pas eu la moindre perte.

2 mars. Nouvelle injection d'ergotine pour prévenir le retour de l'hémorrhagie.

Le 4. La malade va aussi bien que possible.

OBSERVATION X (Personnelle.)

(Service de M. Lucas-Championnière.)

Le 16 mars, Angèle R..., demoiselle de magasin, âgée de 23 ans, entre à la Maternité de l'hôpital Cochin éprouvant les douleurs de l'enfantement depuis quatre heures. Le travail marcha très-bien jusqu'à l'expulsion de l'enfant qui se présentait par le sommet en position occipito-iliaque gauche antérieure. La malade n'eut pas à supporter de très-grandes douleurs, si ce n'est une demi-heure avant l'accouchement qui eut lieu à quatre heures et demie du matin. Cinq minutes après, il y eut un commencement de perte qui augmenta peu à peu. La sage-femme de garde, Mlle Moreau, fit d'abord quelques frictions sur l'hypogastre, afin de faire rétracter l'utérus et de hâter la délivrance.

Les frictions furent inutiles ; au bout d'un quart d'heure, voyant que la perte augmentait toujours et que la malade était d'une faiblesse extrême, la sage-femme de garde fit de légères tractions sur le cordon, tractions qui n'amenèrent aucun résultat. La défaillance était presque continuelle ; la malade avait des éblouissements, des tintements d'oreille ; c'est alors qu'on a recours à la délivrance artificielle qui demanda environ dix minutes, pendant lesquelles la perte disparut presque complétement ; en effet, sous l'influence de l'excitation produite par l'introduction de la main dans l'utérus, celui-ci s'était contracté suffisamment pour obturer les sinus utérins. Aussitôt que la main fut retirée, le sang s'échappa à flots de l'utérus qui était devenu de nouveau inerte, flasque, et remontait au-dessus de l'ombilic ; on a recours immédiatement à l'injection d'ergotine (dose, 50 centigr. de la solution aux 2/30). Trois minutes ne s'étaient pas écoulées que la malade se sentait prise de coliques utérines manifestes, et au palper on sentait l'utérus parfaitement rétracté et dur comme une sphère de bois.

18 mars. L'utérus reste toujours contracté ; la malade sent ses forces revenir un peu, mais la pâleur est extrême, les lèvres sont décolorées, ce qui n'est pas étonnant si l'on songe qu'il y a eu trois draps complétement tachés de sang et qu'on a pu recueillir 600 grammes de caillots.

Nous terminerons cette série d'observations sur les effets de l'ergotine, par les deux suivantes que M. Hervieu a traduites lui-même, et que l'on trouvera dans sa thèse de 1878. Elles sont aussi très-concluantes. On remarquera que, dans celle qui est due à Grose, l'injection hypodermique a été faite dans la peau du bras et n'en a pas moins produit une action manifeste sur l'utérus au bout de cinq minutes.

Observation XI.

(Grose. The Lancet, 17 novembre 1877.)

Le jour de Noël, en 1875, je fus appelé auprès d'une dame qui en était à son quatrième accouchement. Les contractions peu énergiques de la matrice avaient nécessité, dans un accouchement précédent, l'emploi du forceps, et la malade étant dans une grande agitation on avait dû administrer le chloroforme. Le second enfant de cette dame a été mis au monde sans accident.

Je lui donnai deux doses de chloral qui lui firent garder le repos jusqu'à ce que les douleurs devinssent fortes, et alors j'administrai le chloroforme avec la plus grande modération, au moyen de l'inhalateur de Skimer. Le travail fut court et un enfant vivant fut extrait avec le forceps de Barnes. Je suspendis la chloroformisation. Au bout de cinq minutes, le placenta vint presque entier ; la femme revint peu à peu à elle, et à travers l'abdomen je sentis l'utérus convenablement rétracté.

Quelques minutes à peine s'étaient écoulées, que j'entendis tout à coup le bruit peu rassurant d'un flot de sang qui tombait sur le parquet. La femme fut immédiatement étendue sur le dos et je comprimai énergiquement l'utérus, ce qui fit sortir encore une énorme quantité de sang et de caillots. La patiente, qui n'avait pas encore complétement repris ses sens depuis l'administration du chloroforme, était pâle comme une morte, couverte de sueur et complétement épuisée.

J'appelai une servante qui se trouvait dans une pièce voisine et lui fis exercer une pression sur l'abdomen avec une main placée sur le flanc, tandis que l'autre soutenait la tête, je plaçai alors sous les narines de la malade un flacon de sel et je lui flagellai la face avec le coin d'une serviette trempée dans l'eau froide. Ensuite je découvris le bras de la patiente et j'injectai sous la peau 5 minimes de la solution d'ergotine Bonjean, à l'aide d'une seringue à injections hypodermiques qui faisait partie de mon bagage obstétrical. Dans le cas où la perte continuerait, je préparai une solution de perchlorure de fer pour injection intra-utérine et j'attendis. Au bout de cinq minutes, la matrice était manifestement contractée et tout danger écarté.

Quand la femme eut complétement repris possession d'elle-même je lui donnai du lait et une petite quantité d'eau-de-vie. Dans ma pratique, j'ai toujours remarqué que l'alcool administré en pareille circonstance déterminait bien un léger mouvement fébrile, mais qui était suivi d'un rétablissement de la santé prompt et facile.

OBSERVATION XII.

(Swiderski. Berl. klin. Wochens., 1870.)

Mme B..., 40 ans, mère de huit enfants, d'une complexion délicate, fatiguée par des accouchements trop rapprochés, eut une métrorrhagie immédiatement après avoir mis au monde un enfant fort et robuste ; elle était due, suivant toute vraisemblance, à des contractions utérines trop peu énergiques. Une heure après l'accouchement, la matrice était encore au-dessus de l'ombilic ; ni des frictions méthodiques et énergiques sur le fond de l'utérus, ni des aspersions sur les parois abdominales n'eurent d'effet.

Après une injection de 0.18 centigr. d'ergotine, la matrice se contracta et l'hémorrhagie profuse reprit les caractères et le peu d'abondance d'un écoulement ordinaire.

La femme d'un ouvrier, âgée de 38 ans, fut accouchée par une sage-femme au moyen de la version. La sage-femme assurait qu'après l'expulsion du placenta, la matrice s'était normalement contractée ; pourtant, après quelques heures, l'utérus remontait encore à 2 pouces au-dessus de l'ombilic, et du sang coulait en grande abondance

Lorsqu'elle vit augmenter l'hémorrhagie, et tous les moyens usités en pareil cas échouer, la sage-femme invoqua mes conseils. Une injection de 0.18 centigr. d'ergotine provoqua de vives douleurs au milieu desquelles l'utérus se contracta et expulsa une masse de caillots. Les douleurs utérines diminuèrent peu à peu et la matrice revint complétement sur elle-même.

L'action de l'ergotine Douljean n'a jamais manqué dans les faits que nous avons mis sous les yeux du lecteur ; dans certains cas, elle ne s'est produite qu'au bout de dix minutes ; mais on peut dire, qu'en général, ses effets se manifestèrent cinq à huit minutes après l'injection faite.

M. le Dr (Chorel, praticien distingué de Paris, l'a employée en injections hypodermiques comme traitement préventif contre les hémorrhagies post-partum. Voici ce qu'il nous a dit à ce sujet :

« J'emploie, en injections sous-cutanées, la solution d'ergotine après la délivrance complète, depuis environ trois ans. L'idée de cet emploi m'a été suggérée par M. Terrier, chirurgien de la Salpêtrière, qui, à cette époque, préconisait ce mode de traitement contre les tumeurs fibreuses de l'utérus. J'ai fait des injections d'ergotine dans plus de quatre-vingts accouchements, en procédant de la façon suivante : immédiatement après l'expulsion du placenta j'embrasse, avec les deux mais, l'utérus non encore rétracté, et je le pétris pour ainsi dire afin d'expulser les caillots contenus dans sa cavité ; ce n'est qu'après avoir agi de la sorte que je pratique l'injection hypodermique dans la région sus-pubienne, à la dose de 12 à 14 centigrammes d'extrait. Les effets que j'ai observés n'ont jamais varié : les contractions utérines éprouvaient toujours une recrudescence, montre en main, cinq à dix minutes après l'injection, et le globe rassurant des accoucheurs persistait le plus souvent pendant vingt-quatre heures après l'injection. Les femmes, à qui j'ai administré ce médicament d'après ce procédé, n'ont jamais eu ni hémorrhagie, ni vomissement, et je n'ai jamais eu à constater le moindre accident provenant de l'injection sous-cutanée. »

Bien qu'il soit prouvé que l'ergotine administrée par la voie hypodermique n'occasionne pas d'accident lorsque l'injection est bien faite, nous devons cependant reconnaître que la solution de cet extrait est loin de réaliser la forme idéale du médicament en question, en ce sens que la quantité de principe actif injecté n'est pas connue.

En effet, les différents ergots de seigle n'étant pas toujours de la même qualité, ne peuvent donner la même qualité de principe actif. De plus, selon la juste remarque de M. Carles, chef des travaux chimiques à l'Ecole de Bordeaux, avec l'eau elle donne une solution louche qui dépose rapidement quelques flocons de matière résineuse en s'éclaircissant.

Enfin, l'état récent ou d'ancienneté de la préparation de l'extrait d'ergot influe très-notablement sur sa solubilité, et, partant, sur son degré d'activité (1).

Série III. — Cas relatifs à l'emploi de l'ergotinine de M. (Tanret.)

Dans les préparations d'ergot que nous avons eues jusqu'à présent en vue et dont nous avons signalé l'emploi et les effets dans les conditions morbides particulières dont nous nous occupons, le principe actif est constitué par un extrait plus ou moins pur, que certains auteurs ont eu le tort de décorer d'un nom qui semble faire croire qu'il s'agit du principe immédiat de l'ergot de seigle. Il est évident (et cette remarque a été très-judicieusement faite par plusieurs observateurs, notamment par M. le professeur Gubler, par MM. Lahorde et Peton), il est évident que le nom d'ergotine ne convient nullement à ces extraits, et qu'elle en préjuge la véritable nature.

De très-louables efforts ont été faits dans ces derniers temps par un jeune et distingué chimiste, M. Tanret, pour arriver à ce résultat si désirable de découvrir et d'isoler le ou les alcaloïdes de l'ergot; ses efforts ont-ils réellement abouti? C'est une question que nous n'avons pas à examiner ici en elle-même, car elle est surtout d'ordre chimique. Mais la substance que M. Tanret a présentée sous le nom d'ergotinine comme constituant un véritable alcaloïde, pouvait du moins et devait être étudiée au point de vue phy-

(1) Peton. Thèse citée.

siologique. et thérapeutique. En ce qui concerne l'étude physiologique, il nous suffira de renvoyer aux expériences de MM. Laborde et Peton, Budin et Galippe.

Quant aux essais cliniques, il en a déjà été fait d'intéressants par M. le Dr Dujardin-Baumetz, et nous avons cru devoir de notre côté y ajouter les résultats de l'emploi de cette substance dans les cas d'hémorrhagie après la délivrance, afin de comparer ces résultats à ceux fournis par les autres préparations

Les observations publiées par M. Dujardin-Baumetz et celles que contient la thèse de M. Peton, ont une certaine analogie.

L'ergotinine ne produit pas ou peu d'effets, ou bien les effets produits sont d'ordre toxique. Les trois observations suivantes que M. Budin a bien voulu nous communiquer semblent confirmer, dans une certaine mesure, l'opinion des expérimentateurs que nous venons de citer.

OBSERVATION XIII.

(Due à l'obligeance de M. Budin, chef de clinique à l'hôpital des Cliniques.)

Injection de 2 milligr. d'ergotinine Cauvet. — Effets produits.

La nommée Sta..., âgée de 23 ans, secondipare, arrivée à terme, accouche à l'hôpital des Cliniques le 17 décembre à 7 heures du soir. Présentation du sommet en occipito-iliaque droite postérieure réduite. Enfant du sexe masculin pesant 3,310 grammes ; durée du travail : 6 h. 40.

Quelque temps après la délivrance, cette femme a perdu une assez grande quantité de sang. On lui fait une injection sous-cutanée de la solution d'ergotine cristallisée de Tanret (2 milligr.). Quelques instants après (2 minutes et demie à 3 minutes), elle a des nausées très-marquées et croit à tout moment qu'elle va vomir. En même temps l'utérus devient dur ; elle a des contractions très-douloureuses qui s'irradient jusque dans les membres inférieurs. La malade qui du reste ne perdait presque plus au moment de l'injection, ne perd plus du tout ensuite. Ce n'est que plus tard que l'écoulement de sang normal a reparu.

La malade est partie guérie le 31 décembre.

Ces renseignements nous ont été fournis par madame la sage-femme en chef.

OBSERVATION XIV (due au même).

Injection de 1 milligr. d'ergotinine (Tanret.) Effets rapides et très-marqués.

La nommée Diot, âgée de 30 ans, VI pare, accouche à l'hôpital des Cliniques le 30 janvier à midi 10.

Présentation du sommet en occipito-iliaque gauche antérieure. Dnrée du travail : 5 h. 10.

Enfant du sexe féminin pesant 2,980 grammes.

Cette femme a toujours accouché spontanément. Dans le cas actuel, l'accouchement avait été normal, rapide même, lorsqu'aussitôt après l'expulsion du fœtus elle se mit à perdre une certaine quantité de sang.

Le placenta étant détaché, on exerça des tractions sur le cordon et on fit la délivrance. L'hémorrhagie s'arrêta. Cinq ou six minutes après, elle se sentit faible. On s'approcha d'elle et on constata que du sang s'écoulait par la vulve ; au palper abdominal on trouva que l'utérus distendu remontait jusqu'aux environs de l'appendice xiphoïde. La main fut introduite dans la cavité utérine, les caillots enlevés et l'utérus frictionné à l'extérieur. Aussitôt qu'il fut revenu sur lui-même, on fit une injection sous-cutanée avec la solution d'ergotinine Tanret. La malade ayant fait beaucoup de mouvements on n'a pu injecter que 1 milligramme environ ; on remplit de nouveau la seringue afin de pouvoir en injecter la même quantité.

Presque aussitôt après la première injection faite, avant la seconde, la malade accuse des nausées ; en même temps elle avait des coliques utérines très-fortes. La main mise sur les parois abdominales sentait l'utérus revenu sur lui-même et très-dur. Les nausées ont disparu au bout de dix minutes environ. Pendant un quart d'heure les coliques ont persisté et très-fortes ; pendant une heure encore elles ont existé, mais elles étaient beaucoup moins vives. La malade n'a plus perdu de sang. Les suites de couches ont été absolument normales.

Ces renseignements nous ont été fournis par madame la sage-femme en chef.

Dans ces deux observations, l'action de l'ergotinine ne paraît pas douteuse ; la simultanéité des nausées et des coliques utérines prouverait aussi qu'elle a agi sur l'utérus. Mais ces phénomènes de nausées, de douleurs « s'irradiant jusque dans les membres inférieurs, » peuvent être considérés comme des effets toxiques ; nous ne les avons pas observés dans les cas relatifs aux extraits d'ergot Yvon et Bonjean, et cependant l'action sur l'utérus était aussi manifeste.

Observation XV (due au même).

La nommée Marié Mat..., âgée de 21 ans, primipare, accouche à l'hôpital des Cliniques le 7 mars à 5 heures et demie, d'un enfant mort. Présentation de la face en mento-iliaque gauche transversale.

Huit à dix minutes après l'accouchement on s'aperçoit que la femme perd du sang. Au moment où une contraction utérine apparaît, on appuie sur le fond de l'organe, il sort quelques caillots qui étaient dans le vagin. On constate par le toucher que la moitié du placenta est descendu dans le conduit vaginal, tandis que l'autre moitié se trouve dans la cavité utérine. La contraction ayant cessé, on attend le retour d'une autre contraction et on pratique la délivrance naturelle en exerçant quelques tractions sur le cordon. Après le placenta qui est extrait entièrement, s'échappe une grande quantité de sang et de caillots. On attend un peu, mais bientôt l'utérus qui était contracté, se relâche, ses parois deviennent molles et flasques. Quand une nouvelle contraction survient, en appuyant de nouveau sur le fond de l'utérus, on fait sortir une nouvelle quantité de sang et de caillots.

On fait alors une injection d'ergotinine cristallisée de Tanret
(dose 2 milligrammes) dans la peau de l'abdomen. Quatre minutes
après cette injection, l'utérus se contracte et chasse un peu de
sang resté dans sa cavité.

L'utérus reste un peu contracté, la contraction passée, il se relâche à peine, ses parois ne deviennent plus mollasses et flasques
comme auparavant; il ne se produit plus d'hémorrhagie. La malade
ne paraît cependant pas avoir eu de contractions utérines doulou-
reuses et il n'y a eu ni nausées ni vomissements. Elle s'endort
bientôt et ne se réveille que quand on la transporte de la salle d'accouchements dans le service.

Cette observation prouve-t-elle l'action manifeste de
l'ergotinine ? Nous ne le croyons pas. En effet, il est facile
de voir que les symptômes observés dans les deux précédentes n'existent pas ici. La contraction utérine qui s'est
manifestée après quatre minutes d'attente seulement (dans
les deux autres deux minutes et même une minute après
l'injection), affecte un caractère de spontanéité dont on doit
tenir compte.

CONCLUSIONS.

Nous avons dit, au début de ce travail, que la poudre d'ergot ingérée dans l'estomac provoquait le vomissement. Mais il peut arriver aussi que le vomissement soit le fait de l'hémorrhagie elle-même. Quoi qu'il en soit, cet inconvénient, qui entraîne la nullité d'action du médicament, a été observé assez souvent par un grand nombre de praticiens, parmi lesquels nous citerons MM. Tarnier (1), Charpentier (2), Pinard (3), Budin (4).

Nous ne croyons pas devoir insister de nouveau sur l'altérabilité de la poudre d'ergot. Elle est connue de tout le monde. En effet, qu'y a-t-il de plus altérable qu'un champignon, et surtout qu'un champignon imprégné d'huile? L'humidité est la principale cause de la décomposition rapide de l'ergot; une fermentation putride s'établit, et il se dégage de la triméthylamine (5).

De l'ensemble des faits relatés plus haut, et qui, nous le répétons, sont la base de notre travail, nous pouvons tirer les conclusions suivantes :

1° L'administration de l'ergot de seigle par la voie hypodermique est préférable, sous tous les rapports, à son ingestion dans l'estomac, lorsqu'il s'agit de combattre des hémorrhagies consécutives à la délivrance. On a, dans ce mode

(1) Communication orale.
(2) Id.
(3) Id.
(4) Id.
(5) Thèse de Garrau de Balzau, année 1873.

Breuillard.   4

d'administration, un moyen qui, par la rapidité et la sûreté de ses effets, répond parfaitement aux indications spéciales des cas pathologiques.

2° L'ergotinine Tanret, d'après les résultats obtenus jusqu'à présent, ne paraît pas devoir inspirer une confiance absolue à l'accoucheur, car son action peut être nulle ou engendrer des phénomènes d'ordre toxique.

3° L'extrait d'ergot de M. Bonjean, quoique d'une efficacité réelle, présente plusieurs inconvénients, dont le principal est de n'être pas titré et toujours identique à lui-même.

4° La solution d'extrait d'ergot de M. Yvon nous paraît préférable aux deux préparations précédentes; outre sa transparence et sa limpidité, il est plus inaltérable que l'ergotine Bonjean, et présente l'avantage incontestable d'être dosé de telle façon que 1 centimètre cube de la solution représente une quantité de principe actif égale à celle qui est contenue dans 1 gramme d'ergot de seigle.

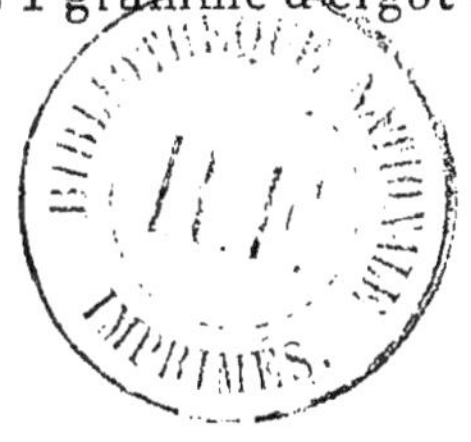

Paris. — A. PARENT, imprimeur de la Faculté de Médecine, rue M.-le-Prince, 29-31.

www.ingramcontent.com/pod-product-compliance
Ingram Content Group UK Ltd.
Pitfield, Milton Keynes, MK11 3LW, UK
UKHW021644090726
13657UKWH00004B/1748